AF610891

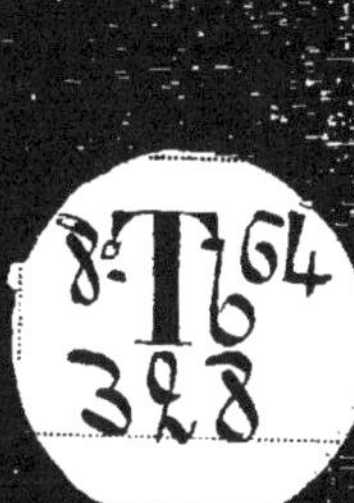
8° T64 6
328

CONGRÈS DES ALIÉNISTES ET NEUROLOGISTES DE FRANCE

& DES PAYS DE LANGUE FRANÇAISE

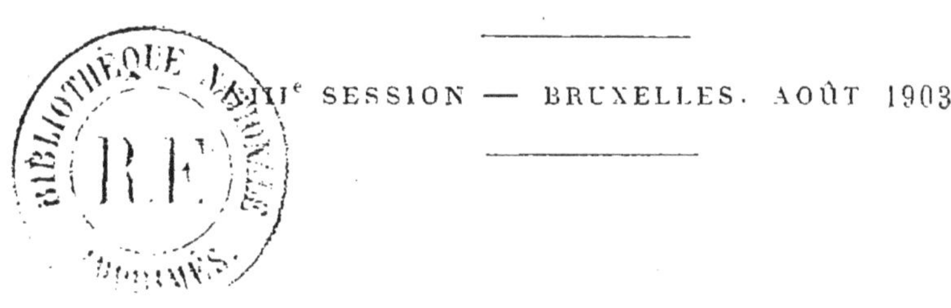

XIIIe SESSION — BRUXELLES. AOÛT 1903

La Suggestion pendant la narcose produite par quelques dérivés halogénés de l'éthane et du méthane (suggestion éthyl-méthylique)

PAR

Le Dr Paul FAREZ

Professeur à l'École de Psychologie

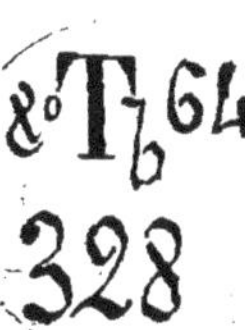

CONGRÈS DES ALIÉNISTES ET NEUROLOGISTES DE FRANCE

& DES PAYS DE LANGUE FRANÇAISE

XIIIe SESSION — BRUXELLES. AOÛT 1903

La suggestion pendant la narcose produite par quelques dérivés halogénés de l'éthane et du méthane (suggestion éthyl-méthylique)

par M. le Docteur Paul FAREZ

En thérapeutique nerveuse ou mentale, de nombreux cas paraissent justiciables du traitement moral. Or celui-ci ne remplit pas toujours les espérances qu'on a fondées sur lui. C'est que certains opérateurs, trop pressés ou trop confiants en eux-mêmes, formulent la suggestion, d'emblée, sans avoir préparé le terrain sur lequel elle doit germer ; aussi reste-t-elle inféconde.

L'acte suggestif, en effet, comporte deux moments. Dans une phase préparatoire, on réalise l'*hypotaxie* ; on développe la suggestionnabilité du sujet ; on accroît sa réceptivité ; on suspend ses résistances ; on le plonge dans un état de passivité, d'inertie, de torpeur, de somnolence ou de sommeil ; on l'oriente vers l'anidéisme. Alors seulement commence la seconde phase ou *idéoplastie* : à la faveur de cet anidéisme, la suggestion installe dans la conscience ou dans la subconscience suivant les cas, un état de monoïdéisme, lequel développe efficacement ses conséquences psychologiques ou somatiques, puisque tout ce qui lui était contraire a été préalablement inhibé.

L'hypnotisation est, de tous les procédés, celui qui réalise le mieux le premier temps, celui de l'hypotaxie. Une fois hypnotisé, en effet, le sujet devient tout à fait apte à être suggestionné. Malheureusement, chez certains malades, c'est en vain qu'on s'acharne à vouloir produire l'hypnose ; trop concentrés ou trop distraits, ils sont mal ou peu impressionnés par les procédés psychophysiologiques communément employés. Pour ces cas rebelles, on a proposé, comme ressource suprême, la chloroformisation.

Il est vrai que la thérapeutique morale a enregistré un certain nombre de guérisons survenues à la suite de suggestions faites pendant la narcose chloroformique. Mais le chloroforme est d'un maniement fort délicat; il comporte, pour nos malades spéciaux, des complications et des inconvénients multiples, surtout au réveil. En somme, nous ne l'employons qu'exceptionnellement et après bien des hésitations.

Pour les malades justiciables de la psychothérapie et réfractaires à l'hynotisation, je propose de remplacer le chloroforme par quelques dérivés halogénés (1) de l'éthane et du méthane, en particulier par un mélange dont je me sers couramment dans ma pratique, depuis plusieurs mois, et qui est ainsi constitué : chlorure d'éthyle, 65, chlorure de méthyle, 30, et bromure d'éthyle, 5.

Ce mélange est utilisé en odontologie sous le nom de Somnoforme. D'après ceux qui l'ont étudié et vulgarisé, il n'est ni caustique, ni irritant pour les muqueuses; il s'administre facilement, sans aide, avant ou après les repas, chez tous les individus, jeunes ou vieux, bien portants ou malades, assis ou couchés, dégrafés ou complètement habillés; il provoque une anesthésie immédiate, sûre et inoffensive, suivie de réveil instantané et complet, exempt de tout malaise.

Mon expérience personnelle confirme tous ces dires. De plus, la somnoformisation m'apparaît comme un procédé prompt, facile et inoffensif d'hypotaxie artificielle, favorable à la suggestion curative. J'estime qu'elle peut et même doit complètement remplacer la chloroformisation dans tous les cas où l'indication de cette dernière pouvait être posée dans un but psychothérapeutique.

*
* *

Suivant les doses employées, les cas pathologiques, la mentalité du malade, ses préventions, sa susceptibilité spéciale ou son accoutumance, l'éloignement ou le rapprochement des séances, la technique employée non seulement pour l'administration de l'anesthésique, mais encore pour la formulation même de la suggestion, suivant aussi le contenu de cette der-

(1) On appelle *halogènes* les métalloïdes qui se combinent directement avec les métaux pour former des sels; les produits qui en résultent sont dits : dérivés *halogénés*; tels sont les chlorures, bromures, etc.

nière et la présence ou l'absence de certaines excitations psycho-sensorielles, je réalise tantôt l'un, tantôt l'autre de ces trois états psychologiques : narcose proprement dite, hypernarcose, hyponarcose.

La *narcose* confirmée répond à une sorte d'automatisme psychologique; la pleine conscience est suspendue, mais la subconscience veille; celle-ci est impressionnée par les diverses excitations sensorielles et elle reçoit la suggestion en tant que suggestion. Cette narcose comporte souvent, à sa période d'invasion, des hallucinations hypnagogiques, puis, lorsqu'aucune suggestion ne les contrarie, des rêves, avec ou sans accompagnement de phénomènes moteurs, et souvenir plus ou moins vif au réveil (1).

Poussée beaucoup plus loin, cette narcose devient une *hypernacose*, avec engourdissement non seulement de la conscience, mais aussi de la subconscience. L'inconscience est, sinon totale, au moins très accentuée. Le sujet paraît fermé au monde extérieur; il ne réalise aucune suggestion à échéance; toutefois, quelques gestes ou paroles témoignent d'une certaine activité onirique; mais l'amnésie est complète au réveil.

Tandis que l'hypernarcose dépasse la narcose proprement dite, l'*hyponarcose* ne l'atteint même pas; elle en avoisine le seuil mais ne le franchit pas; c'est une narcose subliminale. Dans cet état, la conscience est restreinte, mais exaltée; elle gagne en intensité ce qu'elle a perdu en étendue; toutes les résistances conscientes ou inconscientes sont brisées; devenu éminemment suggestionnable, le sujet présente de l'hyperacuité auditive et de l'hyperréceptivité centrale; mais il est un récepteur actif et non point seulement passif; dans une sorte d'ivresse psychique, il fait sciemment effort pour favoriser la suggestion et se l'assimiler pleinement.

* * *

Ces trois degrés de narcose permettent, dans certains cas, de projeter quelque lumière sur le *diagnostic*.

Lorsqu'un individu a respiré les vapeurs du mélange anes-

(1) Pour tout ce qui concerne le détail de la vie psychologique compatible avec la narcose, l'hypernarcose et l'hyponarcose, ainsi que pour les faits cliniques à l'appui, cf. *Revue de l'Hypnotisme*, juillet et août 1903.

thésique, si on l'abandonne à lui-même et qu'aucune excitation sensorielle ne vient accaparer ou distraire son activité psychique, son subconscient se développe en pleine liberté. Ainsi le médecin peut surprendre certaines idées-fixes ignorées du malade lui-même pendant son état de veille. Il y a là, on le voit, une nouvelle forme de ce procédé d'investigation psychologique qu'on appelle l'évocation du subconscient.

En second lieu, soit spontanément, soit à la suite de sollicitations suggestives, le malade somnoformisé peut révéler à son médecin des obsessions, des phobies, des impulsions ou des particularités pathologiques qu'il avait obstinément cachées pendant la période vigile.

En troisième lieu, même les troubles morbides avoués ou diagnostiqués d'une manière générale peuvent être connus d'une façon beaucoup plus précise; en effet, ils se développent sous nos yeux; nous pouvons en saisir la contexture, les complications ou les singularités.

Les trois narcoses ne fournissent pas, au même titre, les éléments susceptibles d'éclairer le diagnostic.

Pendant l'hypernarcose, on note des plaintes, des gémissements, des sons indistincts, des monosyllables, des paroles confuses qu'il est parfois fort difficile d'interpréter. Par contre, certains gestes sont très clairs et très explicites, ainsi que j'en ai observé de fort curieux exemples chez un misophobe [1].

Pendant la narcose proprement dite, on remarque aussi des gestes, des actes, mais surtout des exclamations ou des phrases, cette fois bien articulées et fort intelligibles. S'il arrive que les représentations oniriques ne se traduisent au dehors par aucun phénomène moteur, elles sont, d'ordinaire, au réveil, remémorées comme telles.

L'hyponarcose, surtout si elle est très légère, met le malade dans un état qui rappelle la lucidité de certaines somnambules; il se laisse aller, il parle d'abondance; avec un grand luxe de détails et des expressions typiques, il exprime ce qui se passe dans son subconscient; il répond nettement aux questions qu'on lui pose; parfois il s'établit une causerie dialoguée entre lui-même et son obsession qui, pour la circonstance, se personnifie, ainsi qu'il arrive souvent dans le rêve.

(1) Cf. *Revue de l'Hypnotisme*, Juillet et Août 1903.

*
* *

Au point de vue *thérapeutique*, l'hypernarcose, la narcose et l'hyponarcose comportent chacune des indications spéciales.

I. — Si l'hypernarcose n'est pas accessible à la suggestion directe, par contre, elle se prête à la réussite de la suggestion indirecte. Ainsi, de nombreux malades, des neurasthéniques, par exemple, s'acharnent à réclamer de l'hypnotisme la guérison de leurs misères; mais aucun médecin n'a pu les endormir à fond et ils s'en plaignent amèrement; ils sont persuadés, en effet, que seule pourra les guérir la suggestion qui leur sera faite pendant qu'ils dormiront d'un sommeil profond, avec inconscience et, au réveil, amnésie complète. Suggestionnés pendant l'hypernarcose, ils guérissent, non pas, bien entendu, par la vertu de la suggestion elle-même, mais en vertu de la « faith healing » ; ils ont foi en la puissance curative de la suggestion faite dans ces conditions : leur état d'esprit opère la guérison.

D'autres fois, un malade se montre peu docile; il résiste, ergote, discute; il n'admet ni les explications ni les prescriptions de son médecin et il va de mal en pis. Une seule séance d'hypernarcose peut suffire à le mater et à le rendre, à l'avenir, même à l'état de veille, très docile à la direction du praticien par lequel il s'est senti, une bonne fois, terrassé.

II. — La narcose proprement dite, elle, permet de faire des suggestions spéciales qui sont reçues comme telles et se réalisent, même en dépit du malade. Elle convient donc tout spécialement aux mentaux et aux aliénés qui refusent de se laisser suggestionner par les moyens ordinaires. Quand, pendant l'état de veille, on veut modifier leurs conceptions délirantes ou leurs autosuggestions pathologiques, on les irrite, on les exaspère. Soumis à la narcose, non seulement ils ne résistent plus, mais encore ils subissent la suggestion appropriée à leur cas. C'est donc, pour ainsi dire, malgré eux, qu'on modifie leur état mental, en agissant sur leur subconscient.

Pendant cette narcose, il est possible aussi de désuggestionner, à leur insu, des individus esclaves d'une suggestion criminelle ou malsaine, qui leur a été imposée soit par un particulier, soit par une collectivité.

Dans cet état de narcose doivent être également suggestionnés ceux qui présentent l'une quelconque des multiples indications de l'orthopédie morale ou mentale.

III. — Quant à l'hyponarcose ou narcose subliminale, elle convient à cette légion d'individus frappés de dégénérescence mentale, douteurs, scrupuleux, inquiets, angoissés, abouliques, obsédés, délirants, impulsifs, fous moraux. Intelligents et instruits, ils comprennent leur cas et le déplorent, mais ne peuvent s'affranchir des préoccupations qui les harcèlent. Ils consentent à accepter la suggestion ; bien plus ils la désirent ardemment. Mais ils sont, d'ordinaire, réfractaires à l'hypnotisme. D'autre part, toute suggestion faite chez eux dans un état insuffisant d'hypotaxie glisse ou s'émousse. Plongés dans l'hyponarcose, ils ont la notion que tous les obstacles sont levés, « le terrain est déblayé, la place est libre, table rase est faite de tout ce qui s'oppose à la suggestion ; ils se sentent aptes à être influencés ; ils n'ont ni la volonté, ni la pensée de résister ; ils sont désarmés, pieds et poings liés ; ils ne peuvent discuter ; il faut qu'ils acceptent la suggestion : celle-ci s'impose inéluctable ». (1)

L'hyponarcose est particulièrement indiquée dans le traitement de certaines formes d'impuissance génitale. Celle-ci peut être un effet du « trac », ou bien se perpétuer consécutivement au traumatisme psychique causé par un échec antérieur ; d'autres fois, elle résulte uniquement de préoccupations mentales. Au moment de l'acte, tel dégénéré s'observe, s'analyse, s'interroge ; il se demande s'il a raison de faire comme ceci, s'il ne devrait point s'y prendre comme cela... et cette activité mentale obsédante inhibe la fonction génitale. Cette impuissance résiste, d'ordinaire, au traitement psychothérapique, ainsi que, d'ailleurs, à toute autre médication. Or la suggestion pendant l'hyponarcose triomphe de ce trouble fonctionnel.

De toute manière, si les dégénérés mentaux dont il a été question plus haut ne sont pas complètement affranchis de leurs tortures morales, du moins celles-ci sont-elles considérablement diminuées par ce genre de suggestion. Si leur ennemi n'est pas définitivement délogé, ils vivent cependant en bonne

(1) Ce sont les expressions mêmes que j'ai recueillies de la bouche de nombreux malades et que j'ai fidèlement notées.

intelligence avec lui; au lieu d'en être dominés, ils le dominent, le réfrènent, le canalisent; ils lui imposent en quelque sorte une sourdine; ils se maintiennent dans un état moral très satisfaisant et, dès lors, la vie leur paraît à nouveau valoir la peine d'être vécue.

Il reste à signaler une autre indication spéciale de l'hyponarcose. Certains malades voudraient bien demander à l'hypnotisme la guérison de leurs maux; mais ils ne peuvent surmonter les préventions que leur inspire cet agent thérapeutique : « il leur fera perdre leur libre arbitre, il fera d'eux des machines inconscientes, etc. » De tels malades acceptent sans répugnance l'hyponarcose qui les rendra hypersuggestionnables, tout en leur laissant la pleine conscience de ce qui se passe et la faculté de collaborer activement à leur guérison, de concert avec leur suggestionneur.

*
* *

En dehors des indications précises énoncées ci-dessus, on peut dire que la narcose somnoformique, avec ses divers degrés, convient non pas seulement aux phénomènes pathologiques qui réclamaient jadis la chloroformisation, mais à la généralité des cas justiciables du traitement suggestif. Elle constitue, en effet, un procédé d'hypotaxie artificielle beaucoup plus facile, plus sûre et plus rapide que celle qu'on obtient avec de simples moyens psycho-sensoriels. Toutefois une remarque est à souligner. Si l'on a affaire à une hystérique, l'inhalation soudaine des vapeurs anesthésiques pourra provoquer, d'emblée, une grande crise, au même titre, d'ailleurs, que le brusque coup de gong, l'étincelle inattendue de l'arc électrique ou la vibration subite d'un diapason gigantesque. Il ne faut point prendre la chose au tragique. Ou bien on s'appliquera à arrêter immédiatement la crise par simple suggestion, ou bien on profitera de cette crise pour formuler avec énergie la suggestion curative; puis on attendra que la crise se termine d'elle-même, à moins qu'on ne la jugule, toujours par suggestion, une fois que l'idéoplastie aura été réalisée.

Un mot pour terminer. Le mélange ci-dessus mentionné a reçu le nom de Somnoforme. Cette appellation est arbitraire;

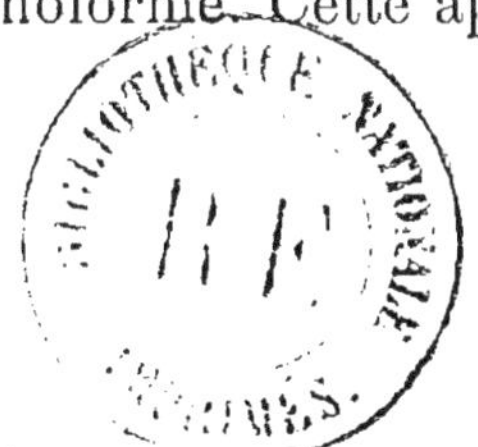

elle n'est nullement en rapport avec les produits chimiques qu'elle sert à désigner; mais elle s'est imposée dans la pratique, au même titre que, par exemple, les suivantes : antipyrine, cryogénine, parodyne, etc. Toutefois, la terminaison « forme » pourrait faire supposer à tort qu'il s'agit d'un dérivé de l'acide formique. Pour être plus exact et pour couper court à toute équivoque, je dirais volontiers, au lieu de suggestion somnoformique, suggestion chloro-brom-éthyl-méthylique ou, abréviativement, suggestion éthyl-méthylique.

Paris, Imp. A. Quelquejeu, rue Gerbert, 10.

www.ingramcontent.com/pod-product-compliance
Ingram Content Group UK Ltd.
Pitfield, Milton Keynes, MK11 3LW, UK
UKHW020413250726
13967UKWH00006B/2628

9 782011 739421